ACADÉMIE DE MÉDECINE

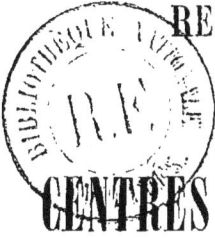

RECHERCHES CLINIQUES

SUR LES

CENTRES MOTEURS DES MEMBRES

DISCOURS

PRONONCÉ A L'ACADÉMIE DE MÉDECINE LE 23 OCTOBRE 1877

PAR

M. BOURDON

Membre de l'Académie de médecine
Médecin de la Charité

PARIS

G. MASSON, ÉDITEUR

LIBRAIRE DE L'ACADÉMIE DE MÉDECINE

Boulevard Saint-Germain, en face de l'École-de-Médecine

1877

RECHERCHES CLINIQUES

SUR LES

CENTRES MOTEURS DES MEMBRES

———

M. le professeur Gosselin, dans son très-remarquable rapport, a fait une étude complète des diverses fractures du crâne et des indications du trépan.

De plus, en étudiant les deux faits cliniques, excessivement intéressants, de MM. Lucas-Championnière, Proust et Terrillon, il a nécessairement touché à une question de physiologie tout à fait à l'ordre du jour et encore controversée, je veux parler des *localisations cérébrales*.

Je n'ai pas la prétention de discuter avec mon excellent collègue et ami la partie chirurgicale de son travail. Aussi bien, je suis complétement de son avis sur ce point important, que, dans les cas de traumatisme de la tête, lorsqu'il y aura indication de trépaner, l'opérateur sera toujours porté à se guider, avant tout, sur le siége de la plaie et de la fracture.

Cependant, il peut arriver, M. Gosselin le reconnaît lui-même, que le trépan paraisse nécessaire alors qu'il n'existe ni plaie extérieure, ni enfoncement des os du crâne qui puisse servir de point de repère au chirurgien.

Pour ces cas, contrairement à l'opinion du savant rapporteur, j'ai la conviction que divers symptômes cérébraux et en particuliers certaines paralysies, ayant des caractères propres, sont appelés à fournir de précieuses indications sur le lieu où l'opération doit être pratiquée.

Seulement, avant qu'on ose, avec sécurité, appliquer le trépan, en s'appuyant sur ces phénomènes nerveux, il faut que les localisations, chez l'homme, soient solidement établies.

Déjà, grâce aux travaux de notre éminent collègue, M. Broca, le centre du langage articulé est parfaitement connu. Celui des mouvements de la région inférieure de la face paraît aussi suffisamment bien localisé; les faits que nous citerons plus loin contribueront à le démontrer.

Quant aux autres centres moteurs corticaux, notamment ceux du bras et de la jambe, établis presque exclusivement d'après des expériences faites sur les animaux, il faudrait prouver, par un grand nombre d'observations tout à fait concluantes, qu'ils occupent, chez l'homme comme chez le singe, des départements distincts et bien exactement circonscrits.

Ayant eu occasion d'observer dans mon service un cas de monoplégie brachiale présentant tous les caractères de précision désirables, j'en ai fait le point de départ de recherches cliniques, dans l'espérance de jeter quelque lumière sur cette question de physiologie et de séméiologie encore très-controversée (1).

Je ferai d'abord connaître mon observation; puis je rapporterai un certain nombre de faits analogues et aussi concluants, dont les uns sont inédits et les autres empruntés à diverses publications.

Obs. I (2). — Un nommé X..., âgé de soixante-sept ans, exerçant la profession de comptable, entre dans mon service, à l'hôpital de la Charité, le 5 février 1877.

Cet homme voyait depuis longtemps sa santé décliner, ses forces diminuer graduellement; il était sujet à de violents maux de tête, sa mémoire se perdait; depuis deux ans, il

---

(1) Dans un récent mémoire fait en commun avec M. Pitres, notre savant collègue M. Charcot a cherché, comme nous, à éclairer par des faits cliniques cette très-intéressante question; il a été conduit à proposer une localisation dont nous aurons plusieurs fois à parler et dont nous plaçons le tableau sous les yeux de l'Académie.

(2) Cette observation a été recueillie par M. Darolles, interne des hôpitaux.

éprouvait, par intervalles, des hallucinations, des étourdissements, et ses facultés intellectuelles s'étaient affaiblies à tel point qu'il avait été obligé d'abandonner sa profession et, par suite, de s'imposer de dures privations.

Il raconte qu'il y a trois jours il a été pris subitement d'une sensation vertigineuse qui laissa à sa suite une perte presque absolue de la parole, avec impossibilité de faire mouvoir la langue dans aucun sens ; il existait un léger trouble de la déglutition ; ces phénomènes morbides furent de courte durée ; mais il était survenu en même temps une paralysie de l'avant-bras et de la main du côté droit.

Lorsqu'on l'examine, on trouve qu'il réste encore un peu de gêne de la prononciation ; la main et les doigts ne peuvent exécuter le plus léger mouvement, il n'y a pas la moindre contracture.

La sensibilité est conservée.

Il n'existe aucune paralysie de la jambe droite, ni des membres du côté gauche, on constate une légère obtusion de l'ouïe ; mais elle existait depuis longtemps, les autres sens ne présentent rien d'anormal.

Le *cœur* est hypertrophié, il existe un léger bruit de souffle au premier temps, à la pointe et un souffle systolique rude à la base.

Les *artères* radiales et crurales sont dures et sinueuses.

Il y a de l'inappétence et un peu de diarrhée. Les autres appareils n'offrent pas de troubles morbides.

Mort six jours après l'entrée.

Autopsie. Cerveau : la face externe de la dure-mère est un peu injectée ; çà et là, on observe quelques petites suffusions sanguines dans les mailles du tissu cellulaire sous-arachnoïdien.

Après avoir détaché la pie-mère, on aperçoit, à la partie supérieure de la circonvolution frontale ascendante gauche, un point noir de la grosseur d'un grain de chènevis. Une incision pratiquée à ce niveau met à jour un foyer hémorrhagique récent, contenu en entier dans la substance grise, composé de sang noirâtre et n'occupant pas, tant en largeur qu'en profondeur, une étendue supérieure à 3 millimètres.

De plus, sur la partie moyenne du lobe occipital droit, la

pie-mère est un peu épaissie et laisse voir par transparence une petite *plaque jaune* à laquelle elle est adhérente.

Le cerveau ne présente aucune autre lésion si ce n'est une dégénérescence athéromateuse des artères de la base.

La protubérance et le bulbe sont parfaitement intacts.

Le cœur est graisseux, son ventricule gauche est hypertrophié, les valvules mitrale et sygmoïde sont incrustés de sels calcaires. Les artères coronaires et l'aorte sont très-athéromateuses.

Les *poumons* présentent un léger degré d'emphysème limité aux bords antérieurs.

Le *foie* est un peu gras.

Les autres organes sont sains.

— Ainsi, un vieillard très-affaibli ayant les valvules du cœur et les artères athéromateuses, après un simple vertige, est frappé subitement de perte de la parole et d'une paralysie bornée aux muscles de l'un des avant-bras, sans abolition de la sensibilité. Le premier phénomène cesse rapidement, mais le second persiste jusqu'à la mort. La nature et la marche de ces accidents avaient permis de diagnostiquer une lésion corticale siégeant dans le voisinage et très-probablement en avant du sillon de Rolando; en effet, à l'autopsie, nous avons trouvé un petit foyer hémorrhagique placé à la partie supérieure de la circonvolution frontale ascendante du côté opposé à la paralysie.

La perte momentanée de la parole avec paralysie de la langue, peut, selon nous, s'expliquer par une congestion ayant siégé au niveau de la troisième circonvolution frontale, congestion qui a promptement diminué, mais dont on a retrouvé des traces bien marquées, sur une assez grande étendue de la surface du cerveau.

Outre le petit foyer hémorrhagique récent, il existait bien sur le lobe occipital droit une plaque jaune, résultat d'une phlegmasie chronique superficielle; mais aucun trouble du mouvement n'avait été observé dans les membres du côté opposé. Cette lésion concomitante ne produisant pas de paralysie n'a rien qui doive nous étonner, puisqu'on sait aujourd'hui que les altérations corticales qui occupent les régions postérieures du cerveau, n'entraînent pas de troubles du mouvement, particularité qui s'explique très-bien par la grande rareté des cellules géantes, dans ces régions; nous rattacherions volontiers à cet ancien ramollissement l'affaiblissement intellectuel qu'avait présenté notre malade dans les dernières années de sa vie.

Après ce fait, nous rapporterons un cas également inédit et très-intéressant de monoplégie double.

Obs. II (M. Vermeil). — Un nommé B..., âgé de soixante-six ans, maçon, entre le 7 mai 1877, à la Pitié, salle Saint-Gabriel n° 26, service de M. Labbée.

Cet homme, qui était bien portant, est tombé d'un échafaudage élevé de quatre à cinq mètres ; on l'a relevé sans connaissance. Transporté à l'hôpital, il reprend ses sens une demi-heure après l'accident et répond lentement mais clairement à toutes les questions.

Les oreilles, les yeux, les narines, le pharynx ne présentent pas de traces d'écoulement sanguin.

A la tête, vaste plaie occupant transversalement la région fronto-pariétale gauche; de cette plaie partent deux autres solutions de continuité dirigées en avant vers le sourcil et limitant un vaste lambeau. En le soulevant, on aperçoit les différents traits d'une fracture étoilée dont le centre siége au-dessus du sourcil. Pas de fragments mobiles, pas de chevauchement ni d'enfoncement. Le malade n'a pas de céphalalgie. Il ne souffre que des bras dans toute leur longueur; cependant ces deux membres ne présentent les traces d'aucun traumatisme, pas même de contusions. Ils sont complétement paralysés; les mouvements qu'on leur imprime ne sont pas douloureux.

Les membres inférieurs, au contraire, se meuvent très-librement.

La sensibilité est partout conservée. Pas de fièvre.

Le soir, température, 37°,8 ; rétention d'urine (cathétérisme).

Le 8, pouls à 100; température, 39°,5 ; l'intelligence n'est plus aussi nette; si l'on interpelle le malade, il ne répond que par quelques mots inintelligibles.

Les quatre membres sont immobiles; mais en pinçant la

peau on obtient quelques mouvements des membres inférieurs, rien du côté des membres supérieurs.

La respiration est bruyante et stertoreuse.

Le soir, température, 40. Les quatre membres sont contracturés; le malade ne répond aux excitations que par un grognement.

Le 9, même état; température, 39°,8. La respiration est de plus en plus embarrassée.

Le soir, mort à 3 heures.

Autopsie : Pas d'enfoncement des os du crâne, même de la table interne, pas d'esquilles détachées, pas d'épanchements sanguins; pie-mère infiltrée d'une sérosité louche; ses veines sont congestionnées.

A la surface du cerveau, on trouve *deux petits foyers de ramollissement rouge*, très-superficiels, de 15 millimètres de diamètre, environ situés, l'un vers la partie supérieure de la circonvolution frontale ascendante, du côté gauche, l'autre à l'union de la circonvolution pariétale ascendante et de la deuxième circonvolution pariétale du côté droit.

La pie-mère est adhérente à la surface cérébrale au niveau de ces deux lésions et, en la détachant, on enlève une couche légère de substance grise ramollie.

Cette observation présente un grand intérêt à plusieurs points de vue. D'abord c'est un exemple d'une double monoplégie brachiale, fait excessivement rare; ensuite il montre que la lésion qui se rapporte à la paralysie du bras n'occupe pas toujours le même point de la zone motrice (1), ce que démontreront du reste d'une façon péremptoire les faits qui vont suivre; il prouve enfin, ce que du reste on savait déjà, que l'altération du cerveau, dans les traumatismes de la tête, peut ne pas correspondre à la fracture, peut même en être très-éloignée, ce qu'il importe de bien se rappeler surtout lorsqu'il s'agit d'appliquer le trépan; il est certain que, dans le cas particulier, le siége de la paralysie, du moins pour celle du

(1) D'un côté, elle était située en avant du sillon de Rolando, tandis que de l'autre elle était placée notablement en arrière.

bras droit, eût été un meilleur guide que le lieu de la fracture.

Obs. III (Jackson). — Un malade, après avoir éprouvé deux fois des attaques convulsives dans le bras droit, fut paralysé entièrement de ce membre, qui continua néanmoins à présenter de temps en temps des mouvements spasmodiques.

Vers la fin de la vie il survint de l'aphasie, quelques attaques de convulsions généralisées suivies d'un coma mortel.

Autopsie : A la surface de l'hémisphère gauche, une tumeur ayant le diamètre d'un pouce occupe l'extrémité postérieure de la première circonvolution frontale, à son point de réunion avec la circonvolution frontale ascendante (*Med. Times,* juin 1875).

Obs. IV (M. Maurice Raynaud). — Un phthisique de trente ans est pris tout à coup d'une faiblesse du membre supérieur gauche, sans perte de connaissance ; cette faiblesse va en augmentant jusqu'à la mort qui survient le quatrième jour.

La paralysie était beaucoup plus prononcée à l'avant-bras qu'au bras et occupait particulièrement les muscles innervés par le radial. Pas de troubles de la sensibilité.

Autopsie : On trouve un tubercule gros comme un grain de millet, qui plonge dans la substance corticale et qui est entouré d'une zone de ramollissement rouge ayant 1 centimètre de diamètre. Cette lésion occupe la lèvre postérieure du sillon de Rolando, c'est-à-dire la circonvolution pariétale ascendante, à 5 centimètres 1 2 du bord supérieur de l'hémisphère droit. (*Société anatomique,* 25 juillet 1876.)

Obs. V (M. Dieulafoy). — Une femme de soixante ans entre dans le service de Denonvilliers pour une hernie crurale étranglée.

Le matin du jour où l'opération devait être pratiquée, la malade, après avoir passé une bonne nuit, causait comme à l'ordinaire. Tout à coup, ses idées paraissent moins nettes, sa parole devient moins facile et la bouche se dévie fortement à gauche. *Monsieur,* dit-elle à l'interne, *je ne sais ce que j'é-*

prouve, je sens que mon bras devient bien lourd; voyez, c'est à peine si je peux remuer les doigts.

La paralysie est limitée à la partie inférieure de la face, à droite, et au bras du même côté; elle ne fut même complète, dans ce dernier, que le soir. Conservation de la sensibilité. Vers midi la peau du front commença à se plisser du côté gauche, tandis qu'elle prenait à droite un aspect lisse.

Le lendemain matin un peu de délire, puis perte de connaissance et mort dans la soirée.

Autopsie : Pour toute altération cérébrale, un foyer hémorrhagique du volume d'une noisette et autour duquel la substance corticale est ramollie et légèrement colorée. Cette lésion avait pour siége la circonvolution frontale ascendante; le sang y était plutôt disséminé que collecté; artères de la base athéromateuses. (*Gaz. des hôpitaux,* 1868, p. 150.)

Obs. VI (M. Pierret). — Une femme de soixante-quatorze ans, du service de M. Charcot, est frappée d'une attaque apoplectique : yeux fixes, lèvres tournées à droite; bras gauche faible et un peu roide; conservation de la sensibilité; quarante-huit heures après, le mouvement revient en partie dans le membre paralysé; cette amélioration durait depuis douze jours, lorsque la malade tomba tout à coup dans le coma et mourut au milieu d'attaques épileptiformes.

Autopsie : Sur l'hémisphère droit, au niveau du point où la circonvolution frontale moyenne s'insère sur la marginale antérieure on découvre un foyer de ramollissement rouge un peu plus grand qu'une pièce d'un franc et qui intéresse la substance corticale et les fibres de la couronne rayonnante; de plus sur la circonvolution occipitale médiane, on trouve un foyer semblable un peu plus petit. (*Société anatomique,* 1874, p. 196.)

Obs. VII (M. Mahot). — A la suite d'une attaque apoplectiforme subite, avec perte de connaissance et convulsions violentes, un homme de quarante-huit ans conserve une monoplégie du membre supérieur droit. Trois semaines après il entre à l'hôpital, où l'on observe plusieurs attaques convulsives, les unes étendues à tout le côté droit du corps (face et membres), les autres presque exclusivement limitées au bras et à l'avant-bras du côté droit.

A l'*autopsie* on trouve un gliôme du volume d'un œuf de pigeon, siégeant au niveau du tiers moyen de la circonvolution frontale ascendante du côté gauche. (*Société anatomique*, 15 décembre 1876.)

Obs. VIII (Troisier). — Un phthisique fut frappé d'abord de paralysie de tous les muscles animés par le nerf radial du côté droit; ensuite tout le membre supérieur se paralysa complétement, en conservant sa sensibilité, en même temps que survint une hémiplégie faciale droite inférieure; intégrité du membre inférieur correspondant.

Autopsie : Immédiatement en arrière de la troisième circonvolution frontale gauche, il existe, dans une étendue de 7 à 8 centimètres carrés une hyperhémie très-prononcée avec granulations grises en assez grande quantité.

De plus, en arrière de la circonvolution pariétale postérieure, au fond d'une anfractuosité, les méninges renfermaient des nodules caséeux de la grosseur d'un grain de millet et de petites granulations. (*Société anatomique*, 1872, p. 262.)

Obs. IX (Hitzig). — A la suite d'un coup de feu reçu sur le côté droit de la tête ne paraissant avoir intéressé que les téguments, un individu éprouva subitement une céphalalgie violente du côté droit. Peu après, survinrent sans perte de connaissance, des convulsions dans le domaine du nerf facial gauche, puis, dans les fléchisseurs des doigts de la main du même côté et de la moitié gauche de la langue. Dans la journée, cet accès convulsif se répéta. Trois jours après, on observa une dépression des facultés intellectuelles et une parésie des muscles innervés par le rameau inférieur du facial, avec déviation de la langue à gauche et de la luette à droite.

Le blessé eut encore du côté de la face plusieurs accès convulsifs, pendant lesquels il pouvait marcher et se servir de sa main droite sans difficulté. Au contraire, les mouvements du membre supérieur gauche étaient très-limités.

Autopsie : Au niveau de la plaie des téguments une lamelle osseuse, ayant les dimensions d'une lentille, s'est détachée de la table interne et a perforé la dure-mère ; en ce point, le cerveau présente un abcès à-la partie inférieure de la circonvolution frontale ascendante, immédiatement au devant du sillon de Rolando. La substance cérébrale est ramollie autour de l'abcès. (*Archiv für Psychiatrie,* Bd III, S. 231.)

Obs. X (Cruveilhier). — Une femme de soixante-quinze ans est prise subitement de paralysie de la langue, d'hémiplégie faciale inférieure ; le bras droit perd le mouvement et devient rigide, tandis que le gauche n'est nullement atteint ; rien aux membres inférieurs ; intelligence intacte.

Autopsie : Ramollissement rouge de la substance grise sur l'hémisphère gauche. Cette lésion, d'environ 2 centimètres sur 4, occupe le tiers inférieur du sillon de Rolando, en empiétant sur les circonvolutions voisines, mais principalement sur la pariétale ascendante qu'elle recouvre dans toute sa largeur. Dans plusieurs points elle pénètre jusqu'à la substance blanche. (*Atlas,* liv. 20, pl. 4.)

Obs. XI (M. Hipp. Martin). — Un homme de soixante-sept ans entre à l'hôpital Saint-Antoine pour des accès d'asthme. Il présente une paralysie faciale du côté gauche et une parésie du membre supérieur gauche ; la faiblesse est surtout prononcée dans les trois premiers doigts de la main. Ces accidents sont survenus subitement, il y a cinq ou six mois, sans perte de connaissance, sans vertige, sans troubles de la parole, ni déviation de la langue, ni paralysie des jambes.

Autopsie : On trouve un ramollissement jaunâtre du cinquième inférieur de la circonvolution pariétale ascendante du côté droit. Cette altération remonte sur les deux faces du sillon de Rolando, jusqu'au niveau du point où l'extrémité postérieure de la deuxième circonvolution frontale vient s'unir à la frontale ascendante.

Le ramollissement s'étend à 1 centimètre de profondeur.

Les centres opto-striés sont parfaitement sains. (*Revue mensuelle de médecine et de chirurgie,* n° 3, p. 136.)

Obs. XII (M. Raymond). — Chez un phthisique du service de M. Gubler il survint une paralysie bornée au bras droit, portant sur la motilité seulement et offrant cette particularité que, à un moment donné, le malade ne pouvait imprimer à son bras aucun mouvement, puis, qu'au bout d'une heure ou d'une demi-heure, le mouvement revenait en partie.

Cette paralysie resta limitée jusqu'à la mort.

Autopsie : Au niveau des deux circonvolutions marginales, antérieure et postérieure, du côté gauche, il existe de la méningite suppurée avec tubercules ; ceux-ci deviennent surtout abondants en approchant du lobule paracentral. (Thèse de M. Landouzy, p. 131.)

Obs. XIII (Demongeot de Confevron). — Dans le cours d'une méningite tuberculeuse un enfant de huit ans, qui n'avait d'abord présenté des mouvements convulsifs que dans les yeux et les muscles de la face, fut pris, au vingtième jour, de convulsions, puis de paralysie du bras droit, sans abolition complète de la sensibilité.

Autopsie : Granulations tuberculeuses en grand nombre et volumineuses sur la face interne de l'hémisphère gauche et particulièrement au niveau du lobule paracentral ; la substance cérébrale qui est contiguë aux tubercules est rose et ramollie.

Tout le reste du cerveau paraît sain. (Thèse de M. Demongeot, obs. III.)

Obs. XIV (M. Cotard). — Une femme de soixante-onze ans a été prise de convulsions suivies de paralysie du membre supérieur gauche, à l'âge de deux ans, à l'occasion d'une variole. Le membre est resté atrophié, contracturé, avec doigts fléchis dans la paume de la main ; jamais de déviation des traits ni de la langue. Cette femme, qui était intelligente, mourut d'une bronchite.

Autopsie : L'hémisphère droit paraît un peu plus petit que le gauche ; il pèse 475 grammes et celui-ci 540. En arrière de l'extrémité supérieure du sillon de Rolando, il existe une dépression étendue longitudinalement jusque dans le lobe occipital, en suivant la direction de la scissure interhémisphérique, présentant 5 centimètres de long sur un de large. Les circonvolutions y ont complétement disparu. (Thèse de Paris, 1868, p. 21.)

Cette dernière observation offre plusieurs points intéressants à considérer. Premièrement, bien que la malade n'ait eu qu'une simple paralysie du bras, la lésion cérébrale occupait tout le bord supérieur du lobe pariétal, c'est-à-dire très-exactement le siége assigné au centre moteur de la jambe ; ensuite, l'altération ayant été atrophique au point d'amener une diminution de poids de 65 grammes dans l'hémisphère affecté, on est conduit à se demander si cette atrophie ne se lie pas à l'arrêt de développement qui a frappé le bras dès l'âge de deux ans, et n'est pas analogue à celle qui se produit à la longue dans les cas d'amputation d'un membre. La question, du reste, se représentera plus loin.

Nous aurions pu grossir le nombre de ces faits en y ajoutant plusieurs cas de monoplégie brachiale empruntés à divers auteurs anciens ou modernes ; mais beaucoup d'entre eux ne nous ont pas paru suffisamment concluants : les uns, parce que la lésion cérébrale trouvée à l'autopsie n'est pas unique ou pénètre trop profondément, comme dans le fait de M. Huguenin ; les autres, parce que le siége de l'altération anatomique n'est pas assez exactement désigné comme dans certaines observations de Parent-Duchâtelet, d'Andral et de Cruveilhier. Enfin, nous n'avons pas voulu nous servir des faits qui ne sont pas accompagnés d'autopsie ; par exemple ceux de MM. Lucas-Championnière, Proust et Terrillon, qui font le sujet du rapport de M. Gosselin. Cependant, la coexistence de l'aphasie avec la paralysie du bras et le siége de la fracture du crâne permettent bien de supposer que la lésion intéressait la troisième circonvolution frontale et la partie de la frontale ascendante qui l'avoisine ; seulement, ainsi que l'a fort bien établi le rapporteur, il est impossible de rien spécifier sur la nature des lésions ni sur les points précis qu'elles occupaient, puisque les deux malades ont guéri.

Nous n'avons pas non plus cité les faits de convulsions limitées au membre supérieur, voulant baser ce travail exclusivement sur des paralysies et des amputations. Nous pouvons dire, toutefois, que la lésion occupait les mêmes points de l'écorce cérébrale que dans les paralysies, et que, par conséquent, ces faits auraient eu la même signification que celles-ci sous le rapport de la localisation.

Nous nous sommes donc borné à quatorze faits de monoplégie brachiale, les ayant choisis comme les plus nets et les plus probants.

En analysant ces faits, nous y retrouvons tous les caractères distinctifs des paralysies corticales : dissociation, marche progressive et envahissante, apparition successive, instabilité, intensité variable des phénomènes paralytiques, ceux-ci respectant toujours la sensibilité et ne s'accompagnant presque jamais de perte de connaissance.

Ainsi, l'abolition du mouvement occupe bien, dans tous les cas, le membre supérieur, mais tantôt elle est bornée à l'avant-bras (obs. I) ; ou elle est plus caractérisée à l'avant-bras qu'au bras ; elle a particulièrement pour siége les muscles animés par le nerf radial (obs. IV) ; dans un autre cas, la paralysie est surtout prononcée dans les trois premiers doigts (obs. XI), ou bien elle se montre d'abord à la face, puis dans les fléchisseurs des doigts et la moitié de la langue du même côté (obs. IX) ; enfin, point important à noter, lorsqu'elle envahit la face elle est limitée à sa partie inférieure (obs. V, VI, VIII, IX, X et XI). Voilà pour la dissociation et les divers siéges des phénomènes paralytiques.

Relativement à la marche progressive, envahissante et à l'instabilité, nous voyons la paralysie mettre douze heures à se compléter (obs. V), commencer dans les muscles innervés par le radial, puis s'étendre à tout le bras et à la main (obs. VIII), diminuer considérablement par intervalles pour reprendre toute son intensité quelques instants après (obs. XII), disparaître en partie après quarante-huit heures de durée (obs. VI), cesser même complétement en quelques jours sur des points frappés et persister sur un autre (obs. I).

Ces caractères si tranchés permettent certainement de distinguer, dans la grande majorité des cas, les paralysies d'origine corticale de celles qui sont liées à une lésion des parties centrales du cerveau.

Si nous nous occupons maintenant des altérations anatomiques relatées dans nos observations, nous notons qu'elles ont été de nature très-diverses : foyers hémorrhagiques, ramollissements rouges, granulations tuberculeuses, tumeurs, abcès, etc.

Mais ce qui importe à notre point de vue, c'est de bien spécifier les parties de l'écorce grise que ces lésions occupaient.

D'après les résultats fournis par les nombreuses expériences faites sur les animaux, les altérations anatomiques auraient dû avoir pour siége le tiers supérieur de la circonvolution frontale ascendante et les deux tiers supérieurs de la circonvolution pariétale ascendante.

C'est, en effet, dans cette zone relativement limitée que MM. Carville et Duret ont proposé de placer, chez l'homme, le centre moteur du membre supérieur.

On peut voir, au contraire, que nos lésions occupent toute la hauteur de la circonvolution frontale ascendante, plusieurs points de la pariétale ascendante et les portions les plus voisines de ces deux circonvolutions, ainsi que le lobule paracentral qui en est comme la continuation sur la face interne des hémisphères (1). Ces altérations intéressent, pour le plus grand nombre, la circonvolution frontale ascendante; seulement, au lieu d'avoir pour siége exclusif le tiers moyen de cette circonvolution, comme cela aurait dû être d'après la localisation proposée par MM. Charcot et Pitres dans leur récent mémoire, elles en occupaient, presque en nombre égal, le tiers inférieur et le tiers supérieur.

Nous ferons toutefois remarquer que quand la paralysie de la face s'est jointe à celle du bras (6 observations) la lésion a été trouvée sur la partie moyenne ou inférieure de la circonvo-

(1) Sur ces 15 lésions, 8 occupent exclusivement la circonvolution frontale ascendante dans divers points de sa hauteur, 3 sont placées à la fois sur cette circonvolution et sur la pariétale ascendante, 1 occupe le lobule paracentral, 2 ont la pariétale ascendante pour siége, la dernière s'étend à la fois sur celle-ci et sur la pariétale supérieure.

FIG. 1. — Lésions anatomiques dans 16 cas de paralysie et d'amputation du bras (1).

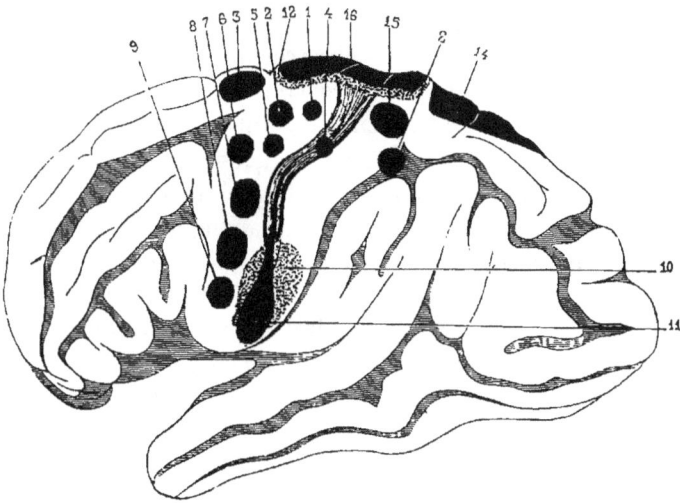

FIG. 2. — Localisations corticales par MM. Charcot et Pitres.

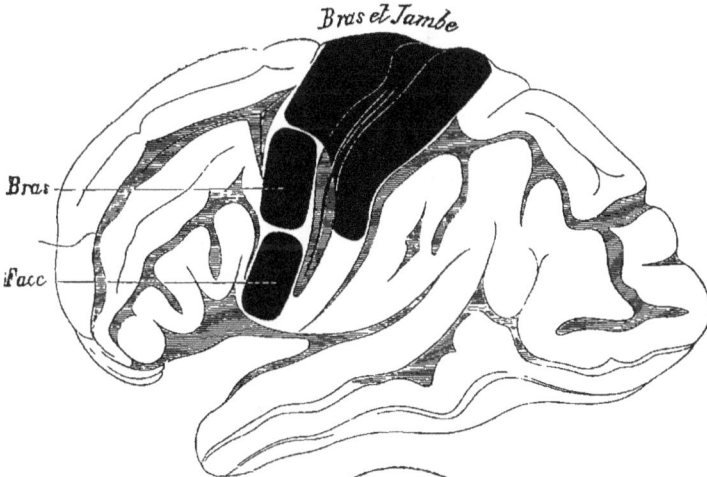

(1) Le numéro de chaque lésion correspond aux numéros des observations

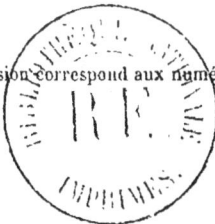

2

lution frontale ascendante, c'est-à-dire plus ou moins près de la deuxième frontale, où l'on est généralement d'accord de placer le centre moteur de la face.

Ce qui ajoute encore de la valeur à cette remarque, c'est que la paralysie faciale n'a été observée dans aucun des cas où l'altération anatomique a été rencontrée, soit à la partie supérieure de la frontale ascendante, soit sur un point quelconque des circonvolutions pariétales, soit, enfin, sur le lobule paracentral; nous verrons plus loin de quel intérêt capital peut être ce fait d'observation, relativement aux applications du trépan.

La zone lésée dans ces cas pathologiques est donc bien plus étendue que celles qui, selon MM. Carville et Duret, et selon MM. Charcot et Pitres, répondraient aux mouvements du bras; mais les altérations y sont tellement bien groupées, rapprochées les unes des autres, que nous avons pu croire tout d'abord que nous avions trouvé le véritable centre moteur du membre supérieur chez l'homme.

Malheureusement, en poursuivant notre œuvre, lorsqu'au lieu de rechercher exclusivement les cas de monoplégie brachiale, nous avons étudié les nombreux faits d'altérations corticales du cerveau, nous avons trouvé que dans beaucoup d'entre eux on avait observé des hémiplégies, bien que la lésion encéphalique occupât le même siége que dans nos monoplégies du bras.

Je dois reconnaître que dans la grande majorité des cas d'hémiplégie l'altération anatomique occupait un des points de la zone que MM. Charcot et Pitres ont tracée pour les hémiplégies, c'est-à-dire le tiers supérieur de la circonvolution frontale ascendante et les deux tiers supérieurs de la pariétale ascendante.

Nous avons cependant rencontré un certain nombre d'exceptions à cette règle, entre autres les observations de MM. Jeoffroy et Lepiez (1), Henrot (2), Charcot (3), Dreyfus (4),

(1) *Société anatomique*, 1871, p. 208.
(2) *Union médicale du nord-est*, 1877, p. 95.
(3) *Revue mensuelle*, mars 1877, p. 181.
(4) *Société de biologie*, 11 mars 1876.

Rendu (1), Blondeau (2), J. Jones (3) et Lucas-Championnière (4).

Dans les cinq premiers cas l'altération anatomique occupait le milieu de la circonvolution frontale ascendante et au-dessous; dans les deux dernières elle siégeait dans la troisième circonvolution frontale.

Pour expliquer cette différence de manifestation symptomatique, nous nous sommes demandé s'il ne fallait pas avoir égard à certains caractères de l'altération anatomique : si, par exemple, son étendue plus grande en surface et en profondeur ne pouvait pas rendre compte de l'extension de la paralysie aux deux membres.

D'après MM. Carville et Duret, si la lésion est légère et peu étendue, il n'y aura très-vraisemblablement qu'un trouble dans un des mouvements du membre. Suivant les mêmes auteurs, plus la destruction cérébrale sera voisine du noyau caudé, plus les troubles volontaires prendront d'extension; car il y a une sorte de convergence de fibres qui viennent des centres au voisinage du corps strié.

Ces suppositions, basées sur les résultats expérimentaux, semblent très-plausibles, et cependant les faits cliniques, du moins ceux que nous avons réunis, ne les justifient pas. En effet, nous voyons, d'une part dans les observations de Cruveilhier et de M. Raymond, la lésion occuper une grande surface, s'étendre même sur les deux circonvolutions ascendantes, et ne produire qu'une paralysie du bras, tandis que, dans un fait de M. Langlet de Reims (5), une très-petite plaie, faite par un coup de croc, est suivie immédiatement d'une hémiplégie persistante.

Quant à la profondeur, nous remarquons que, dans la même observation de Cruveilhier et dans celle de M. Martin, la lésion s'étend jusqu'à la substance blanche, atteint même, dans le

---

(1) *Thèse de M. Landouzy*, p. 220.
(2) *Ibid.*, p. 230.
(3) *The Lancet*, 1874, t. II, p. 449.
(4) *Société anatomique*, 1875.
(5) *Union médicale du nord-est*, mars 1877, p. 85.

fait de M. Pierret, jusqu'aux fibres de la couronne rayonnante, bien que dans ces trois cas la paralysie soit restée limitée au bras, tandis que des altérations superficielles produisent quelquefois des hémiplégies, comme dans l'Observation XVI, rapportée par MM. Charcot et Pitres dans leur Mémoire.

Il est donc impossible, jusqu'à présent, de poser en principe que l'étendue plus considérable de la lésion, en surface ou en profondeur, entraîne nécessairement l'extension des phéno- mènes paralytiques.

N'ayant pas obtenu de l'étude des monoplégies brachiales le résultat que nous en attendions, pour établir clinique- ment l'existence d'un centre moteur distinct, destiné au membre supérieur, nous avons cherché à nous appuyer sur des faits d'amputation du bras. Il semble à priori que ces mutilations, dans leur simplicité, soient plus propres que les maladies du cerveau, avec leurs altérations plus ou moins complexes et souvent multiples, à nous faire découvrir la situation exacte des divers centres moteurs. S'il est vrai qu'il existe dans la substance grise corticale des départements dis- tincts qui tiennent sous leur dépendance les mouvements des divers groupes musculaires; si d'autre part, ainsi qu'on doit le croire d'après le fait de Sander (1), et d'après notre XXᵉ ob- servation, l'arrêt de développement d'un membre entraîne une atrophie de la portion du cerveau dévolue à son innervation,

(1) Un enfant qui mourut à l'âge de quinze ans avait été frappé dans le cours de sa troisième année de paralysie spinale infantile. Cette affection avait atteint et atrophié tous les membres et surtout ceux du côté gauche. L'autopsie fit reconnaître dans la moelle toutes les lésions découvertes par les auteurs fran- çais. Un examen minutieux du cerveau fit voir que les deux circonvolutions ascendantes sur la face externe étaient beaucoup plus courtes que dans l'état normal. Elles laissaient un peu l'insula de Reil à découvert et, de plus, elles étaient dépourvues de replis. Le lobule paracentral était tout à fait rudimentaire et contrastait sous ce rapport avec toutes les autres circonvolutions qui avaient acquis un développement parfait. Enfin, les lésions étaient plus prononcées dans l'hémisphère droit que dans le gauche, ce qui est en rapport avec cette circonstance que les lésions spinales étaient plus accusées à gauche qu'à droite. (*Centralbiatt*, 1875, cité par M. Charcot dans ses *Leçons sur les localisations*, 1876.)

nous devions, dans les cas d'amputation ancienne, découvrir, à la périphérie des hémisphères, une lésion atrophique parfaitement localisée et due à un défaut d'action prolongé. Cette atrophie serait analogue à celle qu'a découverte M. le professeur Vulpian, du côté des nerfs et de la moelle épinière, dans les cas d'amputation des membres, et s'expliquerait de la même manière.

Nous n'avons, malheureusement, pu réunir que deux observations pour le bras; mais trois faits d'amputation et un de malformation du membre inférieur, que nous ferons connaître plus loin, ayant révélé le même genre de lésion, donnent de la valeur à ces deux premiers cas.

Nous allons d'abord les rapporter, puis chercher leur signification au point de vue qui nous occupe.

OBS. XV (M. Chuquet). — Un malade de trente ans meurt d'une fièvre typhoïde à l'hôpital temporaire (service de M. Duguet). A la suite d'une blessure reçue à Reischoffen, il avait été amputé du bras, au lieu d'élection.

A *l'autopsie*, on trouve, dans le tiers supérieur de la circonvolution pariétale ascendante, une atrophie qui occupe une longueur de 2 centimètres, et qui n'intéresse pas le pli qui unit cette circonvolution à celle du lobule pariétal supérieur. La circonvolution atrophiée n'a que le tiers de l'épaisseur de son homonyme du côté opposé et 6 millimètres de longueur au lieu de 9 qu'a cette dernière. Le lobule paracentral droit présente également une diminution de volume. Pris en masse, il a une longueur inférieure de 3 millimètres à celle du lobule paracentral du côté sain. L'atrophie porte particulièrement sur la partie de ce lobule qui correspond à la circonvolution pariétale. (*Soc. anatomique*, 10 nov. 1876.)

OBS. XVI (M. de Boyer). — Un homme de soixante-dix-neuf ans, du service de M. Bouchard, à Bicêtre, était atteint de démence sénile. Il avait une légère hémiplégie à droite, sans paralysie de la face ni anesthésie; pas d'œdème, pas de lésions oculaires, mais un peu d'albumine dans les urines. Il tombe subitement dans le coma et meurt le 7 avril 1877.

Ce malade, en 1846, avait été amputé au tiers supérieur du bras gauche pour une morsure de cheval.

Autopsie : Le cerveau est asymétrique, l'hémisphère droit est plus petit que le gauche; il en est de même pour le cervelet. On constate quelques adhérences de la substance corticale à la pie-mère et de celle-ci à la dure-mère épaissie, soudée au crâne.

Les circonvolutions marginales, du côté droit, sont atrophiées à leur origine, près de la scissure interhémisphérique. La circonvolution frontale ascendante est surtout très-grêle, peu élevée, ce qui fait que la hauteur du lobule paracentral est très-diminuée, le tout par comparaison avec l'autre côté.

Au centre de l'hémisphère gauche très-petit foyer ancien, dans la première portion du noyau extraventriculaire du corps strié.

Athérome des grosses artères de la base ; sclérose des reins. (*Bull. Société anat.*, 1877, p. 327.)

Nous pouvons rapprocher de ces deux observations le fait suivant, en reconnaissant toutefois qu'il n'a pas la même valeur, le siége de l'atrophie cérébrale n'ayant pas été déterminé d'une manière précise.

M. Féré a constaté une asymétrie notable sur le cerveau d'une malade du service de M. Charcot, morte à quarante-deux ans, et qui avait subi l'amputation du bras gauche à l'âge de cinq ans.

A l'aide du procédé des fiches, imaginé par lui, il a reconnu que le sillon de Rolando, du côté droit, était de 5 mill. plus avancé que celui du côté gauche, ce qui permet de supposer qu'il existait une atrophie dans la partie du cerveau située en avant de ce sillon. (*Soc. anat.*, séance du 23 mars 1877.)

Malgré l'asymétrie du cerveau et l'avancement notable du sillon de Rolando, cette observation ne peut évidemment pas servir à déterminer exactement le siége du centre moteur du membre supérieur.

Il n'en est pas de même des deux autres.

Dans l'observation de M. Chuquet, nous voyons l'atrophie occuper la partie supérieure de la circonvolution pariétale ascendante, tandis que dans celle de M. de Boyer la lésion intéressait l'origine des deux circonvolutions marginales, près de la scissure interhémisphérique. D'après ces faits, l'atrophie cérébrale, dans l'amputation du bras, pourrait porter aussi bien sur la circonvolution pariétale ascendante que sur la frontale ascendante, à leur partie la plus élevée.

Cette localisation, étendue aux deux circonvolutions marginales, est bien conforme à ce que nous avons noté dans les monoplégies brachiales, et donne encore plus de valeur à celles-ci.

Tous ces faits cliniques prouvent que les altérations corticales dans les paralysies et les amputations du bras, comme dans les hémiplégies, occupent une grande zone avoisinant dans tous les sens le sillon de Rolando.

Ce département de l'écorce du cerveau est justement, ainsi que MM. Charcot et Pitres l'ont déjà fait remarquer, celui où se rencontrent presque exclusivement les cellules géantes qui sont les véritables cellules motrices.

La grande étendue de cette zone rend bien compte de l'instabilité, de la disparition même, quelquefois assez rapide, de la paralysie dans les lésions corticales, qu'elles soient spontanées, traumatiques ou expérimentales. On conçoit qu'avec une surface aussi large, le rétablissement du mouvement par suppléance puisse se faire facilement et promptement, car, même avec une lésion étendue, il est presque impossible que tout le département des cellules géantes soit détruit.

Membre inférieur. — Existe-t-il réellement, chez l'homme, pour le membre inférieur, un centre moteur cortical tout à fait distinct et, par conséquent, indépendant de celui du membre supérieur?

Telle est la question que nous nous proposons de traiter dans la deuxième partie de ce travail.

Les recherches auxquelles nous venons de nous livrer pouvaient nous faire douter de l'existence de ce centre, auquel d'ailleurs il nous semblait difficile d'assigner une place spéciale dans la zone motrice, puisque nous avions rencontré, sur presque tous les points de celle-ci, des lésions se rapportant à la monoplégie et à l'amputation du bras.

Néanmoins, les expériences faites sur les animaux ayant conduit la plupart des physiologistes à penser que ce centre existe chez l'homme, nous avons voulu vérifier cette opinion en nous appuyant sur des faits cliniques. Malheureusement, les observations de monoplégie du membre inférieur, d'origine corticale, sont excessivement rares. M. Lœfter (1) cite bien quatre faits de paralysie de la jambe consécutive à des fractures de la partie supérieure des pariétaux. Seulement, les quatre blessés ayant guéri, on ne possède aucun renseignement sur le siège exact et sur l'étendue des lésions cérébrales.

Quant à des observations de monoplégie due à des altérations spontanées de l'encéphale analogues à celles que nous avons rapportées relativement au membre supérieur, nous n'en avons trouvé qu'une seule, et encore le siége de la lésion n'y est-il indiqué que très-approximativement.

Voici le fait en quelques mots ; il est cité par Becquerel dans sa thèse inaugurale (1840) :

Un enfant de six ans, fils d'un père mort phthisique, maigrissait et avait de la diarrhée. Peu à peu se développe une paralysie du mouvement, avec exaltation de la sensibilité dans le membre inférieur gauche, l'intelligence restant intacte.

Il meurt de péritonite tuberculeuse, et à l'*autopsie* on trouve à la partie supérieure de l'hémisphère droit des granulations, au milieu d'un tissu jaune opaque, épaissi. Cette altération constitue un noyau plongé dans la substance cérébrale ramollie, piquetée de rouge.

Ces cinq observations ne peuvent évidemment pas nous éclairer beaucoup sur la question qui nous occupe ; elles indiquent seulement que les lésions existaient à la partie supérieure du cerveau sans nous faire connaître si elles étaient placées en avant ou en arrière du sillon de Rolando et à quelle distance de ce dernier.

Mais, à défaut d'observations complètes de monoplégies, nous avons quatre faits on ne peut plus concluants, trois d'amputation et un de malformation du membre inférieur.

(1) *Generalbericht über den Gesundheistsdienst im Feldzuge gegen Danemark*, 1873.

Les deux premiers sont inédits et nous ont été communiqués par notre collègue et ami M. Luys, qui, dès l'année 1875, étudiait déjà l'état du cerveau chez les amputés. Nous ne croyons pas pouvoir mieux faire que de transcrire ici textuellement la note qu'il nous a remise.

OBS. XVII (M. Luys) — La nommée X..., décédée le 31 décembre 1875 à la Salpêtrière, salle Saint-Thomas, n° 9, à l'âge de soixante-quinze ans.

Amputée de la jambe au tiers supérieur depuis plus de trente-cinq ans; habitudes intellectuelles : silencieuse, ne faisant que boire, manger et dormir, répondant néanmoins aux questions d'une façon précise.

Morte de bronchite.

Autopsie : L'hémisphère droit, au sortir du crâne, est moins long que le gauche d'environ 1 centimètre.

L'*atrophie* porte d'une façon très-nette sur la partie supérieure de la circonvolution frontale ascendante, à son point de rencontre avec la première frontale. A ce niveau, il y a une encoche très-évidente, surtout vue par la face interne du lobe. Le tiers supérieur de la circonvolution frontale ascendante est dans son ensemble très-notablement atrophié (inédite).

OBS. XVIII (M. Luys). — La nommée G..., décédée à la Salpêtrière, salle Saint-Denis, n° 18, le 19 juin 1876 ; intelligente, ni sourde, ni aveugle, ni paralysée.

Amputée de la jambe droite au tiers supérieur à l'âge de vingt-sept ans; morte d'une affection abdominale à soixante-dix-neuf ans.

Autopsie : L'hémisphère cérébral gauche pèse 417 grammes, le droit en pèse 420. A gauche les plis de l'insula sont moins accusés qu'à droite; il n'y en a que cinq à gauche, tandis qu'il y en a six à droite.

Atrophie de la première frontale à son point d'implantation sur la frontale ascendante. La lésion porte sur le bord interne et sur la partie externe de la circonvolution indiquée.

Les régions symétriques de chaque lobe examinées par juxtaposition ne laissent aucun doute sur l'existence de l'atrophie (inédite).

Ce qui frappe tout d'abord dans ces deux observations, et ce qui leur donne une réelle valeur, c'est que l'atrophie, dans les deux cas, occupait identiquement le même siége, c'est-à-dire le point de réunion de la première circonvolution frontale avec la frontale ascendante.

M. Luys a communiqué tout récemment à la Société médicale des hôpitaux un troisième fait d'amputation du membre inférieur dans lequel l'atrophie occupait un point de l'écorce cérébrale bien rapproché de celui que nous venons d'indiquer; en voici le résumé succinct :

Obs. XIX (M. Luys). — A l'autopsie d'un vieillard qui, à l'âge de vingt-cinq ans, avait subi l'amputation de la cuisse à son tiers supérieur, on trouve une inégalité très-notable des deux lobes du cerveau. L'amputation ayant été pratiquée à gauche, c'est le lobe droit qui est le moins volumineux. Le foyer atrophique est représenté par une dépression linéaire, avec interruption très-nette de la continuité de la deuxième circonvolution frontale droite. En ce point, il y avait un épanchement de sérosité formant un petit lac séreux sous-méningé. Les autres régions corticales ne présentaient pas de déformations importantes à noter. (Société médicale des hôpitaux, séance du 13 juillet 1877.)

Il existe bien une quatrième observation d'amputation de la jambe droite communiquée par MM. Feré et Mayor à la Société anatomique (1) ; mais je dois reconnaître qu'elle n'est pas suffisamment concluante.

Le cerveau, examiné par le procédé des fiches, n'a rien présenté d'asymétrique, puisque le sillon de Rolando, qui était très-notablement avancé des deux côtés, l'était d'une façon égale sur l'un et sur l'autre hémisphère.

Néanmoins, dans la description topographique du cerveau, je relève un détail qui n'est pas sans importance : *du côté gauche (côté opposé à celui du membre amputé), la circonvolution frontale ascendante est un peu plus mince qu'à droite ;* il est vrai que les auteurs ajoutent : *mais la pariétale ascendante gauche est plus épaisse que la droite.*

(1) Séance du 23 mars 1877.

Quoi qu'il en soit, cette observation est loin d'avoir la valeur des précédentes ; aussi ne l'ai-je citée que pour mémoire.

A la suite de ces faits d'amputation, je puis placer un cas d'arrêt de développement remontant à la première enfance [et ayant entraîné une impotence complète du membre. Le défaut d'activité, dans ce cas, devait amener, comme à la suite des amputations, une atrophie dans un point de l'écorce cérébrale; c'est en effet ce qui est arrivé, ainsi qu'on va le voir.

Obs. XX (M. Landouzy). — Un homme de quarante-cinq ans meurt d'une maladie de cœur dans le service de M. le professeur Hardy. Il avait une malformation considérable du membre inférieur droit, moins gros et moins long de 23 centimètres que le gauche. La marche s'effectuait à l'aide d'une béquille. Cette malformation remontait à l'âge de un an et demi; elle était consécutive à un traumatisme. Le membre supérieur droit avait un développement normal.

A l'*autopsie* on constate les lésions suivantes : l'hémisphère gauche paraît un peu moins volumineux que le droit (le malade était droitier). Le premier a 1 centimètre de moins que le second dans ses diamètres antéro-postérieur et vertical. L'hémisphère gauche pèse 535 grammes, le droit en pèse 554. Les sillons de Rolando ne se correspondent pas exactement; la racine du sillon gauche est à 1 centimètre en arrière du droit. La circonvolution pariétale ascendante gauche paraît plus effilée et plus droite que celle du côté opposé.

Asymétrie de la protubérance dont la moitié gauche est un peu moins bombée et moins volumineuse; asymétrie évidente du bulbe : la diminution de volume porte et sur l'olive gauche qui se dessine à peine et sur le faisceau sous-olivaire correspondant moins épaté que celui du côté droit.

Il est important de remarquer que dans ce fait l'autopsie révèle, outre l'atrophie de la circonvolution pariétale ascendante, une atrophie de la protubérance et du bulbe du même côté, lésion concomitante qui prouve bien que l'asymétrie du cerveau n'est pas purement fortuite, comme celles que l'on observe quelquefois à la surface de cet organe.

Si à cet argument on ajoute que l'hémisphère, moins volumineux de 1 centimètre dans toutes ses dimensions, pesait 19 grammes de moins que celui du côté opposé, on ne pourra douter de l'existence d'une atrophie cérébrale considérable liée à l'arrêt de développement du membre inférieur, fait capital dans la question qui nous occupe ; seulement la lésion existait au niveau de la circonvolution pariétale ascendante, tandis que dans les trois faits d'amputation elle occupait la circonvolution frontale ascendante.

Notons toutefois que, si l'on tient compte des observations de paralysie de la jambe rapportées par Becquerel et M. Lœfter, les lésions, dans tous les cas, occupaient la partie supérieure de la zone motrice, alors que dans les monoplégies du bras, elles ont été trouvées à toutes les hauteurs de cette zone, ce qui pourrait déjà jeter quelque lumière sur la localisation du centre cortical destiné aux mouvements du membre inférieur. Mais, en tout cas, il faudrait admettre que ce centre n'occupe pas exclusivement le pli pariétal comme MM. Ferrier, Carville et Duret l'ont supposé, puisqu'une fois seulement la lésion a été rencontrée en arrière du sillon de Rolando, tandis que trois fois elle existait en avant, d'où il faudrait conclure que ce département spécial, s'il existe réellement, présente un développement plus étendu dans le sens transversal.

Cette localisation serait du reste d'accord, relativement à la hauteur du moins, avec la répartition des centres moteurs que Hitzig a cru pouvoir établir, chez l'homme, d'après le résultat de ses expériences sur les animaux.

Suivant ce physiologiste, tous les centres corticaux seraient situés exclusivement sur la circonvolution frontale ascendante et l'on trouverait en allant de haut en bas :

1° Le centre du membre inférieur;

2° Le centre du membre supérieur;

3° Vers la partie moyenne, le centre des muscles de la face;

4° A la partie inférieure, le centre des mouvements de la bouche, de la langue et des mâchoires.

Les faits cliniques relatifs aux paralysies et aux amputations de la jambe viendraient bien à l'appui de ce classement; cependant nous sommes obligés de reconnaître que, dans nos deux cas d'amputation du bras, l'atrophie avait pour siége la partie supérieure des deux circonvolutions ascendantes, frontale et pariétale, comme dans les amputations de la jambe, ce qui indiquerait que cette portion de la zone motrice est commune au membre supérieur et au membre inférieur.

Si de nouveaux faits d'amputation démontraient cette communauté de siége, pour le centre moteur des deux membres, on devrait considérer comme parfaitement prouvée la proposition de MM. Charcot et Pitres suivant laquelle *une lésion destructive de la partie supérieure de la zone motrice détermine une paralysie des deux membres (supérieur et inférieur)*.

CONCLUSIONS.

De l'étude de tous les faits cliniques que nous venons de rapporter, on peut conclure : que le centre moteur du membre supérieur, chez l'homme, occupe une zone de l'écorce cérébrale comprenant les deux circonvolutions ascendantes, frontale et pariétale ainsi que les parties voisines et non une région limitée et bien circonscrite de cette zone, comme permettaient de le supposer les expériences faites sur les animaux.

Relativement au membre inférieur, d'après les observations, à la vérité peu nombreuses, de paralysie et d'amputation que nous avons citées, ses mouvements seraient sous la dépendance de la partie la plus élevée de la même zone.

Quant au centre moteur de la face, nos observations viennent parfaitement à l'appui de sa localisation à l'extrémité postérieure de la deuxième circonvolution frontale et à la partie de la circonvolution frontale ascendante qui l'avoisine.

Enfin, les faits d'amputation et d'arrêt de développement rapportés dans ce travail établissent que l'ablation d'un membre ou son impotence amène à la longue une *atrophie* de la portion de substance corticale dévolue à ses mouvements.

Conséquences pratiques. — De ces conclusions ressortent tout naturellement les données pratiques suivantes :

L'existence d'une paralysie limitée au bras et d'origine corticale ne peut fournir une indication précise sur le point du crâne où le trépan doit être appliqué.

En effet, en opérant à la partie moyenne de la ligne rolandique, ainsi que le recommande M. Lucas-Championnière, le chirurgien s'exposerait à ne pas arriver exactement sur la lésion, puisque celle-ci peut être située au-dessus ou au-dessous et à une distance assez considérable du point indiqué.

Reconnaissons cependant qu'on aurait beaucoup de chances de réussir si une aphasie persistante venait s'ajouter à la monoplégie brachiale, comme dans le fait de M. Lucas-Championnière et dans celui de MM. Proust et Terrillon ; de même, si avec une paralysie du bras coïncidait une paralysie faciale inférieure, comme cela existait dans six de nos observations ; mais alors ce serait l'aphasie ou la paralysie de la face, bien plutôt que la monoplégie brachiale qui guiderait le chirurgien.

Relativement à l'indication que pourrait fournir une paralysie du membre inférieur, le conseil que donne M. Lucas-Championnière d'appliquer le trépan au sommet de la ligne rolandique, nos recherches cliniques tendent à prouver qu'il est bien fondé. Mais il n'en est plus de même de la recommandation que fait ce chirurgien d'opérer en arrière de cette ligne, en s'appuyant sur les résultats des vivisections. Car, sur les quatre observations, les seules réellement concluantes que nous ayons pu réunir, trois fois la lésion était placée en avant et à une certaine distance du sillon de Rolando, et non en arrière de ce sillon.

Ces remarques nous semblent justifier suffisamment les prudentes et sages réserves faites, au point de vue pratique, par notre savant rapporteur, M. le professeur Gosselin.

M. GOSSELIN : Le travail intéressant que vient de nous lire M. Bourdon a ce double caractère de confirmer, par des études anatomo-pathologiques et cliniques sur l'homme, cette vue générale de la physiologie contemporaine, à savoir, que les mouvements des membres supérieur et inférieur, ceux de la face et ceux du langage articulé, ont leur centre ou point de départ dans la substance corticale de la partie supérieure des hémisphères au-dessus et au voisinage du sillon de Rolando. Mais il modifie utilement les premières notions qui nous ont été données par les physiologistes expérimentateurs, en nous montrant que les centres ne sont pas aussi isolés et distincts qu'on l'avait dit, et qu'il y a au-dessus du sillon de Rolando tout un département de substance grise appartenant en commun aux mouvements du membre supérieur et à ceux du membre inférieur.

Notre collègue n'a pas pu donner une opinion définitive sur la formation de centres nerveux nouveaux et supplémentaires, après la destruction des centres normaux. Vous vous rappelez que MM. Carville et Duret, dans leur travail, ont insisté sur cette suppléance de la substance grise par quelqu'une des portions de la substance blanche qui se porte de la face interne de la couche corticale vers les pédoncules cérébraux, la protubérance et le bulbe. Je serais curieux d'apprendre que cette suppléance peut être établie sur l'homme par des faits dans lesquels, un centre cortical ayant été reconnu détruit à l'autopsie, le malade aurait cependant recouvré l'usage du membre ou des membres qui se trouvaient en correspondance avec lui.

En ce qui touche la question chirurgicale, M. Bourdon vient de montrer qu'on pourrait se tromper, si on se laissait guider exclusivement par les notions physiologiques pour décider l'opération du trépan et le lieu où elle doit être faite. Du moment où les mouvements des deux membres ont un centre commun et où, pour le membre supérieur, ce centre est largement réparti au-dessus et en arrière du sillon de Rolando, on serait mal renseigné si l'on n'avait d'autre guide que la paralysie pour déterminer le lieu d'application de la couronne. Mais l'Académie se rappellera que, dans mon rapport, j'ai été très-explicite pour n'admettre l'opportunité du trépan primitif que dans les cas de plaie avec fracture et enfoncement de la voûte crânienne, et ne choisir comme lieu d'application que le point où se trouve cette fracture enfoncée. Je n'admets que pour des cas très-exceptionnels ceux de fracture de la table interne seule, une trépanation pour laquelle ces deux guides manqueraient au chirurgien.

Et, à ce propos, que l'Académie me permette de lui rendre compte d'un fait qui lui a été communiqué, le 10 juillet dernier, par M. le docteur Caradec de Brest, et dont j'ai été chargé de lui rendre compte. Il s'agit d'une jeune fille de vingt-six ans qui avait eu le pariétal gauche fracturé par une pierre lancée avec force dans l'éclatement d'une mine. Elle avait eu quelques symptômes de commotion cérébrale, avec une monoplégie du membre supérieur droit et un peu d'aphasie, une plaie et une fracture enfoncée. Probablement, dans ce cas, je n'aurais pas hésité à faire la trépanation, pour relever la pièce enfoncée, et diminuer les chances de septicémie par décomposition du sang et plus tard du pus à l'intérieur du crâne, non pas que j'eusse cru la guérison impossible sans l'opération, mais parce que celle-ci n'aurait pas ajouté à la gravité et aurait pu rendre les suites plus favorables. Ce ne fut pas l'arrêt du chirurgien qui donna les premiers soins, et lorsque la malade vint consulter, dix-huit jours plus tard, 'M. Caradec, celui-ci ne trouva plus qu'une cicatrice, et au-dessous d'elle une dépression correspondant à la fracture probablement consolidée. Le membre supérieur droit avait une paralysie incomplète du mouvement et de la sensibilité, l'aphasie avait notablement diminué. M. Caradec pensa que le trépan n'était pas indiqué, parce que, d'une part, les symptômes fonctionnels, s'étant déjà beaucoup amoindris, on pouvait espérer qu'ils s'amoindriraient encore et que même ils finiraient par disparaître entièrement ; et parce que, d'autre part, la malade aurait bien pu ne pas échapper une seconde fois au développement et aux conséquences de la méningo-encéphalite à laquelle expose toujours, dans une certaine mesure, l'ouverture de la cavité crânienne. La malade de M. Caradec a continué de vivre ; malheureusement l'auteur ne nous dit pas comment les choses ont fini : s'il y a eu persistance définitive d'une paralysie incomplète, ou si la guérison, qui permettrait peut-être d'admettre chez elle la suppléance dont je parlais tout à l'heure, a eu lieu (1).

M. Bourdon : Relativement à la suppléance des cellules motrices les unes par les autres, je l'ai admise très-explicitement dans mon travail, contrairement à ce que croit M. Gosselin. J'ai dit que l'instabilité de la paralysie et surtout le retour, quelque-

(1) Une lettre écrite par M. Caradec, à la suite de cette communication, fait connaître à M. Gosselin que l'aphasie de sa malade a tout à fait disparu, mais que la paralysie incomplète du bras persiste encore.

fois très-prompt, du mouvement, dans les cas de lésions corticales, prouvent que les cellules géantes détruites, qu'elles l'aient été par la maladie ou par l'instrument de l'expérimentateur, peuvent être suppléées par les cellules voisines restées intactes. J'ai même ajouté que la grande étendue de la zone motrice rend plus facile cette supléance, qu'admettent du reste, comme nous, certains physiologistes et entre autres M. le professeur Vulpian.

Quant à la question chirurgicale, je n'ai pas la compétence voulue pour la discuter; seulement mes observations m'autorisent, je crois, à soutenir que, quand le trépan sera décidé, certaines paralysies pourront indiquer au chirurgien le point qu'il devra choisir pour pratiquer l'opération, alors même qu'il n'y aura pas de fracture du crâne. M. Broca en s'appuyant sur l'existence d'une aphasie n'a-t-il pas, à l'aide de la trépanation, ouvert un abcès intra-crânien?

M. GOSSELIN : Relativement à ce fait de M. Broca, je ferai remarquer à M. Bourdon 1° qu'il s'agit d'un trépan consécutif pour suppuration intra-crânienne, et que dans mon rapport, et dans les réflexions que je présentais il y a un moment, j'avais en vue surtout le trépan primitif; 2° que, si M. Broca a pu, d'après les symptômes fonctionnels et la mensuration crânioscopique, établir avec justesse la lésion du centre moteur de la parole, il a manqué de renseignements sur un point capital : la diffusion de la suppuration. En effet il a trouvé, avec l'abcès circonscrit qu'il avait parfaitement reconnu, une suppuration encéphalique diffuse qui rendait le trépan inutile, et à laquelle son opéré devait inévitablement succomber. Cette suppuration avait d'ailleurs une double cause, le traumatisme et un érysipèle grave survenu consécutivement.

M. BOURDON : Il faut reconnaître cependant que M. Broca est arrivé bien exactement, avec sa couronne de trépan, sur l'abcès intra-crânien.

Je ne dis pas qu'une monoplégie seule et surtout une hémiplégie pourra indiquer avec précision le point où le trépan devra être appliqué; mais les faits que j'ai cités tendent à prouver que, quand il y aura à la fois paralysie du bras et paralysie

de la partie inférieure de la face, on pourra, avec grande chance
de succès, trépaner en avant de la partie moyenne de la ligne
rolandique, puisque c'est à ce niveau que la lésion corticale,
se rapportant à cette double paralysie, a été rencontrée.

M. Gosselin : J'admets volontiers que la réunion des symptômes fonctionnels dont vient de parler M. Bourdon, savoir la
monoplégie, l'hémiplégie et l'aphasie, sont des auxiliaires pour
le diagnostic et pour les indications thérapeutiques, et que
leur présence, quand il y a une plaie avec fracture enfoncée,
est tout à fait décisive en faveur du trépan. Je me suis trouvé
moi-même en présence d'un cas de ce genre à l'hôpital de la
Charité peu de jours avant la lecture de mon rapport sur les
travaux de MM. Proust et Lucas-Championnière, et je n'ai pas
hésité à faire le trépan primitif. Mon malade a succombé, et
les détails de l'autopsie qui ont été publiés dans les *Bulletins
de la Société anatomique* en décembre 1876, par l'un de mes
internes, M. Robert Moutard-Martin, ont montré que la lésion
du cerveau au-dessus et en arrière du sillon de Rolando avait
été trop étendue et trop profonde pour que cet organe ne
fût pas pris de la méningo-encéphalite mortelle, et à ce
propos j'accentuerai les deux propositions principales de mon
rapport, qui pourraient soulever la contradiction et la discus-
sion : 1° la contre-indication du trépan primitif, quand il n'y a
ni plaie ni fracture enfoncée; 2° l'opinion que le pansement
phéniqué n'est pas un préservatif de la méningo-encéphalite
consécutive au trépan, et qu'après cette opération comme
après les autres plaies de la tête, le pansement alcoolique lui
est supérieur.

M. Gueneau de Mussy : Je demande à M. Bourdon si en
même temps qu'après les amputations on a observé une atrophie de la partie de la surface du cerveau où on place les centres
moteurs, on a cherché si quelque lésion connexe existe dans
le corps strié. D'après quelques physiologistes, les corps striés
ne seraient pas de simples gaînes des fibres nerveuses qui éma-
nent des centres moteurs, ils en seraient les auxiliaires et les
coefficients, et pour juger cette opinion qui a été défendue

par quelques physiologistes, il serait utile de rechercher si on trouverait dans ces corps striés quelques lésions connexes à celles des circonvolutions motrices. Je demande donc à M. Bourdon s'il a fait cette recherche et dans tous les cas je crois qu'elle devrait être faite dans les observations ultérieures auxquelles M. Bourdon a ouvert la voie par sa très-importante et très-intéressante communication.

M. BOURDON : Dans les cinq faits d'amputation que j'ai rapportés, aucune lésion atrophique ou autre n'a été rencontrée du côté des centres opto-striés.

Dans l'observation d'arrêt de développement du membre inférieur, on a bien trouvé, avec l'atrophie corticale, une diminution de volume de la moitié correspondante de la protubérance et du bulbe, mais pas de lésion du corps strié.

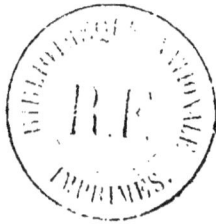

PARIS. — IMPRIMERIE DE E. MARTINET, RUE MIGNON, 2

34